AF249766

# NOTICE

SUR LES

## EAUX

Minérales, naturelles, acidules et gazeuses

DE

# VERGÈZE

## SOURCES DES BOUILLENS (Gard)

A 2 kilomètres de la station de Vergèze.

---

## DE L'EMPLOI DE CETTE EAU EN BOISSON.

---

## ÉTABLISSEMENT

DES

## BAINS DES BOUILLENS.

# VENTE DES EAUX DE VERGÈZE.

## Aux Bouillens et à Vergèze :

1 Bouteille sans le verre.................... » 10 c.

1 Bouteille avec le verre.................... » 30 c.

## En gare à Uchaud :

Caisse de 10 Bouteilles, emballage compris, la
    bouteille............................. » 40 c.

Caisse de 25 Bouteilles et au-dessus, emballage
    compris, la bouteille.................... » 35 c.

*S'adresser, pour les expéditions, à M. le Directeur
des Bains des Bouillens, à Vergèze.*

––––––

## ENTREPÔTS :

*Marseille*, à l'établissement thermal de Vichy, r. Haxo, 6 ;

*Alger*, chez MM. ALCAY Frères, négociants en vins ;

*Nimes*, chez M. VIDAL-DELACOURT, aux Bains Déleveau ;

*Montpellier*, chez MM. BELUGOU Frères, Pharmaciens ;

*Avignon*, chez M. VESSIÈRE-TERZANI, Mercier, rue des
    Marchands ;

*Toulouse*, chez M. SAINT-PLANCAT, Pharmacien, rue
    Cujas, 14 ;

*Lyon, Valence, Genève, Toulon, Saint-Etienne et autres
principales villes de France.*

# EAU



## Minérale, acidule, très-gazeuse

### DE

# VERGÈZE

*Allez aux sources naturelles, le chemin de la nature vaut mieux que le chemin du laboratoire.* (BORDEU).

Vergèze qui a donné son nom aux eaux que nous allons décrire, est un riant petit village, situé au pied d'un coteau, entre Nimes et Montpellier, et sur la ligne du chemin de fer qui réunit ces deux villes. Les sources des Bouillens se trouvent situées à 2 kilomètres environ, et l'étranger qui arrive dans ces lieux a bientôt reconnu leur présence, au bouillonnement des eaux et au dégagement tumultueux d'acide carbonique qui rendent leur examen difficile et leur approche dangereux.

Les derniers travaux entrepris ont mis à nu quelques vieux débris de construction romaine, et de nombreuses médailles à l'effigie de César, d'Auguste, de Faustine, femme de Marc-Aurèle, d'Antonin, etc. En effet, peu de contrées offrent autant de traces du passage de cette antique nation, que celui qui s'étend depuis Nimes jusqu'aux rives du Vidourle. Ce pays, par la beauté de son climat, la richesse et la fertilité de son sol, devait nécessairement attirer l'attention du peuple roi dont les essaims nombreux quittaient, chaque année, la mère patrie, pour aller porter au loin la civilisation et la grandeur du nom romain.

A l'époque où la métropole des Volces Arécomiques se donna à Auguste qui, en échange de son indépendance, l'éleva au rang de Colonie romaine, on vit se former de nombreux villages ( *vicus* ), qui primitivement n'étaient que les propriétés d'affranchis ou de citoyens romains, venant exploiter la colonie, jouir des douceurs de son climat, et, à l'instar d'Horace, posséder un petit Tibur, auquel ils donnaient leur nom; de là l'origine de Vergèze et de presque tous les villages qui entourent Nimes, et dont la plus légère érudition explique facilement l'étymologie latine.

Ce n'est pas seulement par des objets que le hasard des découvertes met à jour que l'on reconnaît, aux environs de Vergèze, les pas de ce peuple; on distingue très-bien encore les traces d'une route, l'antique voie romaine appelée vulgairement le chemin de la Monnaie [*via munita ou monetæ*]. Cette route, qui partait de la ville d'Arles, arrivait à Nimes, passait par Ambrussium, atteignait Béziers et se terminait à Narbonne , traversait le Vidourle (*Viturlus*) au moyen d'un pont dont il existe encore aujourd'hui deux arches, et que l'on désigne sous le nom de Pont-Ambroi où Pont-Rompu , mais que l'on appelait autrefois Pont-Ambrussium, à l'extrémité duquel se trouvait la cité de ce nom, ville autrefois florissante et dont il ne reste plus aujourd'hui que quelques ruines à demi cachées par de vastes broussailles et des plantations de tout genre.

Il était donc impossible que ce peuple, dont les eaux minérales étaient souvent le motif de nouvelles stations et qui dédiait ses sources à certaines divinités, ne profitât pas de celle que le hasard lui offrait ; mais rien autre que ses quelques débris trouvés ne peut nous indiquer l'usage qu'ils en fesaient ; car le moyen âge, cet âge de fer de la médecine, suivant l'énergique expression de Rasori, devait aussi passer par là et effacer pour longtemps les pas de ce peuple géant.

Ce n'est que vers la fin du siècle dernier que Chaptal (1) , le premier, s'occupa de ces eaux dans ses Mémoires de chimie ; Duchanoy (2) , Dax (3) ,

(1) *Mémoires de chimie*, t. 1.

(2) *Essais sur l'art d'imiter les eaux minérales.*

(3) *Mémoire sur les Bouillens de Vergèze* , par le citoyen Dax , médecin à Sommières , publié en l'an 8 de la République.

vinrent après lui, étudièrent leur composition et leurs avantages thérapeutiques ; mais elles restèrent toujours abandonnées à la discrétion du public, aucune exploitation régulière, aucune direction n'y fut établie. A une certaine époque de l'année on y voyait accourir, sous forme de caravanes, de nombreux malades qui venaient planter leurs tentes sur leurs bords, pour les boire à leur source ou s'y baigner, sans autres guides qu'eux-mêmes, et d'autres réglements que ceux de la plus commune bienséance.

Enfin, dans ces derniers temps, deux Mémoires publiés sur la nature de ces eaux achevèrent de mettre en évidence leur composition éminemment gazeuse, et le rôle important qu'elles étaient appelées à jouer (4). Tel est en résumé l'histoire de ces eaux qui comptent au loin dans le pays de nombreux adeptes, par suite des cures merveilleuses qu'elles opèrent tous les ans.

Depuis deux ans environ, des travaux de diverses natures ont été exécutés, et les premiers essais eurent pour résultat, il y a environ un an, la découverte d'une source dont le bouillonnement était bien supérieur à celui que présente cette large nappe

(4) *Notice sur les eaux des Bouillens de Vergèze*, par le docteur G. Brouzet (Nimes, 1847).

*Etude médicale sur les eaux des Bouillens*, par le docteur Miaulet (Montpellier, 1860).

d'eau dans laquelle les malades viennent se baigner. Cette eau, qui renfermait en dissolution une grande quantité d'acide carbonique, à une saveur acidule des plus marquées joignait un goût des plus agréables ; elle laissait seulement à désirer au point de vue de la limpidité.

Cette découverte a donné un nouveau jour à ces eaux : elles ont été de nouveau étudiées, et les médecins des environs en ont fait d'heureux essais dans la chlorose, l'anémie, les cachexies paludéennes, l'embarras gastrique, les convalescences longues et difficiles, et cette variété de maladies auxquelles on a donné le nom générique de dispepsies. Depuis lors, leur réputation a été en grandissant, et elle ne fera que s'accroître à mesure qu'on les connaîtra mieux.

Encouragés par cette découverte, les travaux ont été continués, et l'on n'a pas tardé à découvrir une deuxième source qui l'emporte sur la première par la limpidité et l'abondance de son eau. Le captage en a été opéré malgré la difficulté et les dangers offerts par le dégagement d'acide carbonique, et un appareil des plus ingénieux, dû à l'habileté de MM. Monin et Sabatier, mécaniciens, et analogue à ceux que l'on emploie dans les fabriques d'eaux de seltz artificielles, opère aujourd'hui la mise en bouteille de cette eau sans la moindre déperdition de gaz.

Nous allons donner la dernière analyse qui a été

faite de ses eaux par M. Courcières, professeur de chimie au Lycée de Nimes.

Cette eau contient en dissolution 2 grammes d'acide carbonique par litre.

Sur 1,000 grammes, on trouve :

1, 980 acide carbonique.
0, 890 carbonate de chaux.
Traces d'oxyde de fer     | tenus en dissolution par
Traces d'alumine          |     l'acide carbonique.
0, 034 acide sulfurique.
0, 023 acide chlorydrique.
0, 027 chaux.
0, 015 potasse et soude.
0, 010 matières organiques.
2, 979 qui se divisent en trois parties :
1, 980 gaz.
0, 890 substances qui abandonnent l'eau pendant
              son ébullition.
0, 109 substances solubles.

Cette eau est limpide, bulleuse, d'une saveur fortement aigrelette et piquante, rougissant fortement le papier de tournesol. Si on reçoit l'eau de cette source dans un vase de verre, elle laisse apparaître bientôt après une infinité de bulles gazeuses, et si l'on secoue l'eau dans une bouteille dont on ferme l'ouverture avec le pouce, le gaz ne tarde pas à s'échapper avec violence et sifflement.

Cette eau, prise pendant les repas et mélangée avec le vin, qu'elle ne décompose pas, comme la plupart des eaux minérales, lui conserve sa couleur, sa transparence, et lui communique un goût piquant très-agréable, aussi marqué qu'avec les eaux gazeuses factices, sans avoir l'inconvénient que l'on reproche à juste titre à cette boisson, dont l'usage est aujourd'hui malheureusement trop répandu, et que l'on décore du nom d'eau de seltz, comme si l'on pouvait donner le nom de vin, a dit Barthez, à un mélange d'alcool, de crême de tartre et de sels terreux que ce liquide fournit à l'analyse.

Il n'est pas difficile de faire ressortir les inconvénients qui s'attachent à ces eaux fabriquées. Le système nerveux, auquel président nos sensations les plus élevées, peut bien se trouver agréablement frappé par le bruit insolite et le pétillement qu'elles font entendre ; mais il n'en est pas de même de celui sous l'influence duquel doit s'accomplir l'acte important de la digestion, et si le système nerveux ganglioniaire, dont Bichat appelait les ganglions de petits cerveaux, pouvait faire entendre sa voix, il se hâterait de protester contre cette excitation brusque qu'on veut lui imposer.

Mais ce n'est que longtemps après, lorsque les digestions deviennent plus laborieuses et plus difficiles par l'emploi journalier de ces eaux fabriquées, que la réaction sur le système nerveux ceretrcspinal s'opère et que les effets se font sentir. On voit survenir alors des douleurs à la région épigasrique, des congestions fréquentes vers la tête, des nausées, des aigreurs d'estomac, et tout le cortége de ces maladies qu'on a décorées du nom de gastrites, et pour lesquelles on voit souvent bien des personnes chercher un remède à leurs maux dans le mal lui-même.

On peut aujourd'hui, sans crainte d'être taxé d'erreur, attribuer cette plus grande quantité de maladies, qui ont pour siége l'estomac, à l'extension que l'on a donnée à la fabrication de ces eaux gazeuses. Je sais fort bien que, pour certaines personnes, l'usage de ces eaux, qui a le faible avantage de flatter momentanément l'ouïe et la vue, peut, chez elles, ne laisser de longtemps aucune trace apparente. Mais il n'en est pas de même pour celles chez lesquelles l'âge, les maladies ou une plus ou moins grande délicatesse de cet organe ont affaibli les parois et relâché les fibres ; c'est alors que se produisent ces maladies nerveuses, d'une nature essentiellement inconstante et dont le principal caractère est la mobilité, et qui ne reconnaissent souvent d'autre cause qu'un estomac fatigué, surexcité par l'emploi continu de cette eau fabriquée. Aussi, voyons-nous aujourd'hui les praticiens les plus recommandables s'élever contre cette funeste habitude qui tendait à se généraliser de plus en plus.

Les eaux de Vergèze , au contraire, dans lesquelles l'acide carbonique ne se trouve pas mélangé, mais combiné par les mains prévoyantes de la nature, ne dégage que peu à peu son gaz pendant la durée de la digestion , facilite cette importante fonction sans fatiguer l'organe qui en est le siége. Ce n'est pas un aide qui , dans une marche pénible , arrive brusquement à votre secours , en précipitant vos pas au risque d'une fatigue ou d'une chûte , mais un ami qui vient, au contraire , se régler sur vos forces, et ne vous prêter son appui qu'au fur et mesure de vos besoins.

Les eaux de Vergèze sont habituellement employées, pendant les repas , pures ou mélangées avec le vin qu'elles ne décomposent pas. Elles forment, en outre , une boisson délicieuse, unies avec les sirops de limon , groseille, etc. , etc.

Employées à la suite des fièvres graves ( typhoïdes, muqueuses ), elles abrègent la convalescence en ranimant légèrement l'activité des organes gastro-intestinaux sans les irriter, prises pendant la journée, pures ou mélangées avec le vin, à la dose de deux, trois ou quatre verres.

Voici ce qui a été dit à leur égard dans un mémoire qui a paru l'an dernier :

On peut retirer de très-bons effets de ces eaux en boisson dans les vomissements par surexitation de l'estomac, lorsque cette surexcitation n'est pas de nature flegmasique. Elles agissent en vertu du même principe que la potion anti-émétique de Rivière ; leur pouvoir excitant se fera encore sentir dans les maladies du système lymphathique, et par leur propriété diurétique elles seront propres à appeler la résolution des empâtements viscéraux, à réagir sur les engorgements de *l'abdomen et dans certaines dyspepsies*. Elles seront, en outre, un adjuvant très-utile dans les affections générales des muqueuses de la bouche avec ramollissement des parties et tendance aux exhalations hémorrhagiques. — Quant à leur caractère légèrement ferrugineux, elles partageront en partie la puissance tonique et astringente dévolue au principe ferrugineux ; comme telles, elles seront indiquées pour combattre le relâchement des tissus, la faiblesse des organes et l'asthenie. Sous ces formes si variées elles intéresseront le système sanguin en imprimant une impulsion utile à l'hémathose, soit dans les cas d'anémie, soit dans les cas de chlorose.

Les bouteilles doivent être couchées et tenues dans un lieu frais.

Elles conservent leur gaz bien longtemps après qu'elles ont été débouchées.

# BAINS DES BOUILLENS.

—

Les eaux de Vergèze sont employées en bains, depuis le siècle dernier, dans les affections rhumatismales et les névralgies de tout genre ; elles agissent même dans ces maladies avec une célérité qui tient du prodige.

On les emploie encore avec un égal succès dans les affections dartreuses, le scorbut, la scrofule.

Un endroit spécial est affecté aux *Bains de Boues*, dans la partie où le dégagement d'acide carbonique est le plus considérable.

Ces boues sont employées avec un très-grand succès dans les affections rhumatismales, chroniques, et dans les états morbides que cette inflammation détermine dans les muscles de la vie de relation, les aponévroses, les tendons et leurs coulisses, comme aussi dans toutes les parties molles qui enveloppent les articulations ou celles qui sont situées dans leur intérieur, d'où résultent l'épaississement, l'hypertrophie des ligaments, l'altération des cartilages qui revêtent l'extré- mité articulaire des os et des os eux-mêmes, des épanchements de nature diverse dans la capsule synoviale, etc., la faiblesse, la para- lysie, l'atrophie des muscles, toutes lésions qui se traduisent souvent par la difformité plus ou moins considérable des articulations ou la direction vicieuse des membres, les maladies articulaires, suite d'entorse, de coup, de chute, d'affection scrofuleuse, les fausses ankiloses, les plaies calleuses, fis- tuleuses.

Elles sont encore employées dans les tu- meurs blanches, l'hydartrose, la contracture musculaire, et surtout dans les affections de la peau, telles que l'eczema, l'urticaire, le lichen, le prurigo, le psoriasis, etc., etc.

Les malades seront admis gratuitement à la buvette de la première et deuxième source.

Nimes. — Typ. Clavel-Ballivet, Place du Marché, 8.

# TARIF

DU

# PRIX DES BAINS

(Location des Cabines comprise).

———

### 1<sup>re</sup> Classe.

1<sup>er</sup> Bain. . . . . . . . . . . . . . . . . . . . . . . . . . . . . . . . 1 fr. 25
2<sup>e</sup> Bain (même jour). . . . . . . . . . . . . . . . . . . . . » 75

Total des 2 Bains . . . . . . . . . . . . . 2 »

### 2<sup>e</sup> Classe.

1<sup>er</sup> Bain. . . . . . . . . . . . . . . . . . . . . . . . . . . . . . . » 90
2<sup>e</sup> Bain (même jour). . . . . . . . . . . . . . . . . . . . . » 60

Total des 2 Bains . . . . . . . . . . . . 1 50

### 3<sup>e</sup> Classe.

1<sup>er</sup> Bain. . . . . . . . . . . . . . . . . . . . . . . . . . . . . . . » 60
2<sup>e</sup> Bain (même jour). . . . . . . . . . . . . . . . . . . . . » 40

Total des 2 Bains . . . . . . . . . . . . 1 » »

———

On traitera de gré à gré pour l'abonnement des Bains
et des Cabines.

# ÉTABLISSEMENT DES BAINS DES BOUILLENS
## A VERGÈZE (Gard),
### A deux kilomètres de la Station de Vergèze.

Cet établissement, avantageusement connu depuis si longtemps par les cures merveilleuses auxquelles ses eaux ont donné lieu tous les ans, sera ouvert depuis le 15 juin jusqu'au 15 septembre prochain.

*S'adresser à l'avance au Directeur des Bains des Bouillens, à Vergèze, pour la location des appartements.*

Un service régulier sera établi, pendant la saison des Bains, de Nimes et de la station de Vergèze aux Bouillens.

Nimes, Imprimerie Clavel-Ballivet.